Bruno Brigo

Dieta e gruppi sanguigni

La proposta rivoluzionaria di Peter D'Adamo

tecniche nuove

In copertina: *Quattro uomini e pretini rossi su sfondo verde*, Carlo Zinelli

Redazione: tel. 02 7570254 - 02 7570257, fax 02 7570255, e-mail: libri@tecnet.it
Vendite: tel. 02 7570251 - 02 7570252, fax 02/7570373, e-mail: vendite-libri @tecnet. it
http://www.tecnet.it

ISBN 88 481 0847 4

Disegni di Marta Brigo

Stampa: Lalitotipo, Settimo Milanese (MI)
Finito di stampare nel mese di gennaio 2000
Printed in Italy

"Per noi uomini di scienza nulla è importante se non lo stabilire delle diversità: scienza significa arte di distinguere. Trovare ad esempio in ogni uomo le caratteristiche che lo distinguono dagli altri significa conoscerlo."

(*Hermann Hesse, Narciso e Boccadoro*)

Accade talvolta che la formulazione di una teoria inedita appaia quasi come la ricomposizione dei frammenti di uno specchio prima in frantumi o la giusta collocazione delle tessere di un mosaico che consenta di cogliere il disegno unitario o ancora la proiezione di una luce che metta in risalto la filigrana della vita. Così è parsa a me la teoria espressa di recente dal naturopata statunitense Peter D'Adamo, secondo la quale i gruppi sanguigni sono presentati come la chiave interpretativa dei misteri della vita. I gruppi sanguigni sarebbero lo specchio in cui è possibile leggere il passato dei nostri antenati, con la progressiva evoluzione della specie umana, a partire dall'affermazione iniziale del "Cacciatore-Raccoglitore" appartenente al gruppo 0, dedito alla caccia e alla raccolta di erbe e frutta selvatica, con la successiva comparsa del gruppo A, quando l'uomo come "Agricoltore" diventa stanziale e produce il cibo con la coltivazione e l'allevamento di animali, per giungere al gruppo B dei "Pastori e Nomadi" con lo sviluppo della pastorizia e l'impulso alle migrazioni, fino alla comparsa in epoca recente del gruppo AB. Ma la lettura di Peter D'Adamo non si limita ad una ricostruzione antropologica della vita sul pianeta, essa propone anche il gruppo sanguigno come impronta genetica che caratterizza la nostra identità e condiziona la nostra reattività ed i nostri comporta-

menti. Nei 4 gruppi sanguigni della popolazione umana son
pertanto inscritte le capacità di adattamento soprattutto del siste
ma digerente e di quello immunitario, che hanno reso possibil
la vita dei nostri antenati e la nostra. Ne nasce dunque un profil
per ciascuno dei 4 gruppi sanguigni 0, A, B, AB che permette d
suggerire un programma di vita ottimale, fatto di consapevolez
za dei propri punti di forza e della vulnerabilità nei confronti d
determinate malattie, fatto anche di scelte corrette di aliment
adatti e di cibi da evitare, fatto di comportamenti capaci di assi
curare la risposta personale ottimale nei confronti dello stress
di rallentare il processo di invecchiamento. Certo la proposta d
Peter D'Adamo può sembrare eccessiva per corrisponder
appieno alla realtà. E tuttavia valutata nel suo insieme, appar
come una preziosa bussola, un utile orientamento e soprattutt
strumento di riflessione e di approfondimento. Dell'opera d
Peter D'Adamo "L'alimentazione su misura" (il metodo rivolu
zionario per raggiungere il peso ideale, vivere sani e più
lungo), Sperling & Kupfer Editori - Milano (1998), a cui rimando
ho cercato di distillare l'originalità, lo stupore ed il fascino i
questo testo che prevede, dopo la parte introduttiva, la presenta
zione del profilo di ciascuno dei 4 gruppi e l'indicazione dell
dieta più adatta. Da evitare comunque ogni interpretazione rig
da e assoluta delle proposte contenute, così come mutamen
radicali di comportamento alimentare che non prevedano l
valutazione ed il consiglio del proprio medico di fiducia.

Indice

1

Introduzione

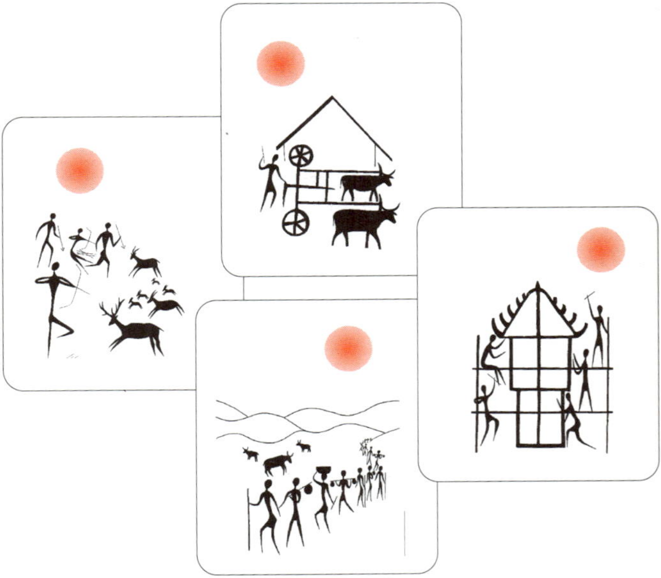

Si dona a ciascuno, secondo il suo esercizio,
piatto di pitanza e menestra, frutti, cascio;
e li medici hanno cura di dire alli cochi
in quel giorno, qual sorte di vivanda conviene"
(Tommaso Campanella, La Città del Sole)

? IN COSA CONSISTE LA SCOPERTA DI PETER D'ADAMO

La scoperta di Peter D'Adamo consiste essenzialmente nel considerare i **4 gruppi sanguigni 0, A, B, AB** come la chiave interpretativa dei misteri della vita, della salute e della malattia. La nostra appartenenza a uno dei gruppi sanguigni costituisce l'impronta genetica che caratterizza la nostra identità e condiziona la nostra reattività ed i nostri comportamenti. Nei 4 gruppi sanguigni della popolazione umana sono pertanto inscritte le capacità di adattamento soprattutto del sistema digerente e di quello immunitario, che hanno reso possibile la vita dei nostri antenati e la nostra. Ne nasce dunque un profilo per ciascuno dei 4 gruppi sanguigni 0, A, B, AB che permette di suggerire un programma ottimale, con la consapevolezza dei propri punti di forza e della vulnerabilità nei confronti di determinate malattie, con la possibilità di una scelta corretta degli alimenti adatti e dei cibi da evitare, con la proposta di comportamenti capaci di assicurare la risposta personale ottimale nei confronti dello stress e di rallentare il processo di invecchiamento.

? COSA SONO E QUALI SONO I GRUPPI SANGUIGNI

I sistemi di classificazione dei gruppi sanguigni umani sono numerosi. Il **gruppo sanguigno AB0** è il più importante di tali sistemi. L'identificazione AB0 permette di individuare 4 tipi diversi di gruppo sanguigno: 0, A, B e AB. Questi "gruppi" vengono detti "sanguigni" in quanto formano i diversi gruppi di persone che possono scambiare il sangue tra di loro senza reazioni avverse.

Vengono riassunte, in breve, le caratteristiche dei 4 gruppi:

- Soggetti del **tipo 0** (da leggere "zero", come la cifra 0) non hanno antigeni e possiedono anticorpi diretti contro gli antigeni del gruppo A e B.

• Soggetti del **tipo A** hanno l'antigene A e anticorpi anti-B, quindi non possono ricevere sangue del gruppo B.

• Soggetti del **tipo B** hanno l'antigene B e anticorpi anti-A, quindi non possono ricevere sangue del gruppo A.

• Soggetti del **tipo AB** hanno gli antigeni A e B, mentre non possiedono anticorpi anti-A e anti-B, quindi possono ricevere il sangue dagli altri gruppi, ma non possono donare il sangue se non a soggetti dello stesso gruppo.

La determinazione del gruppo sanguigno di appartenenza è fondamentale per evitare che le trasfusioni siano incompatibili. La trasfusione tra gruppi sanguigni incompatibili comporta dei fenomeni di agglutinazione che possono portare a morte.
La frequenza dei 4 gruppi sanguigni appare diversa nelle popolazioni dei vari continenti. In Europa la percentuale media di soggetti appartenenti ai diversi gruppi è la seguente:

- 40 % del gruppo 0,
- 40 % del gruppo A,
- 15 % del gruppo B,
- 5 % del gruppo AB.

Alcuni ricercatori hanno evidenziato che molte sostanze contenute negli alimenti sono in grado di provocare fenomeni di agglutinazione, anche se molto più deboli, nei confronti delle cellule di determinati gruppi sanguigni, provocando l'attivazione di fenomeni di vero e proprio rigetto. Ancora una volta Peter D'Adamo chiarisce l'importanza delle connessioni tra alimenti e gruppi sanguigni: *"Molte lectine di origine alimentare presentano caratteristiche simili a quelle degli antigeni dei gruppi sanguigni e si comportano pertanto come nemici per le persone che possiedono anticorpi diretti contro quello specifico antigene. Il latte per esempio possiede lectine simili all'antigene B: se una persona con sangue di tipo A ne beve un po', il suo sistema immunitario metterà subito in moto i meccanismi di agglutinazione nel tentativo di eliminare l'intruso (...) Ciascuna lectina, però, ha le sue predilezioni e quindi gli organi che possono essere colpiti sono diversi. Una volta giunta a destinazione, la lectina esercita un effetto magnetico sulle cellule che la circondano: le attira e favorisce la formazione di microscopici agglomerati che, in un secondo tempo, vengono distrutti".*

? COSA SONO LE INTOLLERANZE ALIMENTARI

Secondo quanto proposto da Peter D'Adamo le **intolleranze alimentari** rappresentano l'incapacità di soggetti appartenenti ad un determinato gruppo sanguigno di digerire normalmente certi alimenti per la presenza di sostanze dannose, capaci di innescare fenomeni minimi di agglutinazione che sommandosi nel tempo possono esitare in varie espressioni di malattia. Per identificare le sostanze verso cui si è intolleranti, Peter D'Adamo propone di fare riferimento al proprio gruppo sanguigno, espressione dell'adattamento della specie umana ad un determinato contesto alimentare che ha consentito la sopravvivenza ai nostri antenati, ma che continua a condizionarsi. Le stesse reazioni gravi di agglutinazione che mettono in pericolo la vita di soggetti che ricevono trasfusioni da persone di un gruppo sanguigno incompatibile, si verificano, anche se in misura minima ed impercettibile, quando introduciamo alimenti ricchi di sostanze con struttura chimica simile agli antigeni del sangue incompatibile, capaci di indurre fenomeni dannosi progressivi.

? COSA SONO LE LECTINE E COME SI POSSONO INDIVIDUARE

Uno degli elementi cardine dell'ipotesi sostenuta da Peter D'Adamo è l'intolleranza di ciascuno dei 4 gruppi sanguigni per

alcune categorie di alimenti, conseguente alla presenza di lectine.
Le **lectine** sono proteine presenti negli alimenti, dotate della proprietà di agglutinazione. Ogni gruppo sanguigno ha la capacità di metabolizzare alcune di tali proteine e non altre. Così quando ingeriamo un cibo contenente lectine incompatibili con il nostro gruppo sanguigno, queste ultime possono provocare fenomeni di agglutinazione nel sangue o precipitare nel contesto di diversi organi-bersaglio.
In tal modo, Peter D'Adamo ha caratterizzato 4 profili dietetici, per ciascuno dei 4 gruppi sanguigni, consigliando una dieta ideale basata sulla riduzione o eliminazione dei cibi difficili da digerire, contenenti le lectine capaci di provocare reazioni di agglutinazione.
In tal modo è possibile correggere errori alimentari, trattare le varie manifestazioni morbose, prevenire la comparsa delle affezioni, ridurre il peso in caso di sovrappeso o obesità, ottimizzare il potenziale di salute di ciascuno, secondo il gruppo sanguigno di appartenenza.
La presenza di lectine nell'organismo può essere evidenziata dal **test dell'indacano** condotto sulle urine. Con una misurazione su scala colorimetrica è possibile misurare l'eliminazione di indacano, una sostanza del gruppo chimico degli indoli, che viene escreta con le feci e l'urina, quando l'apparato gastrointestinale ed il fegato non riescono a digerire le proteine. Ovviamente il consumo di cibi ricchi di lectine incompatibili con il proprio gruppo sanguigno comporta un'aumentata eliminazione di indacano a livello urinario. Secondo l'esperienza di Peter D'Adamo i risultati della reazione con il **test dell'indacano** vanno interpretati secondo la seguente valutazione:

* **0-2: valore buono,**
* **2-3: presenza di qualche problema,**
* **3-4: condizione critica.**

Il test dell'indacano consente anche di monitorare nel tempo i successi conseguiti seguendo la dieta adatta al proprio gruppo sanguigno, tanto da essere evidenti già dopo le prime 2 settimane.

? COME SI POSSONO CLASSIFICARE GLI ALIMENTI DELLA DIETA IN BASE AI GRUPPI SANGUIGNI

Nella parte finale del testo vengono elencati i principali alimenti in relazione ai 4 gruppi sanguigni. Per ciascuno di essi vengono distinti gli alimenti adatti e benefici, quelli indifferenti e quelli sconsigliati (da limitare o evitare).
Gli **alimenti "adatti"** ad ogni singolo gruppo sanguigno svolgono un ruolo nutrizionale ottimale, assicurando inoltre un'attività antiossidante, antimutagena ed anticancro. Per tali alimenti si può utilizzare il termine di **"drug food"** ("Alimenti-farmaco"), utilizzato dagli studiosi anglosassoni, i quali hanno reso attuale il messaggio di Ippocrate: **"Il tuo alimento sia il tuo medicamento".**
Gli **alimenti** indicati come **"indifferenti"** svolgono principalmente un ruolo nutrizionale in quanto assicurano al corpo umano il necessario apporto di calorie.
Gli **alimenti "sconsigliati"** vanno limitati o evitati in quanto contengono sostanze indigeribili per i soggetti di quel determinato gruppo sanguigno, come le "lectine", capaci di formare addensamenti ed aggregati collosi che mobilitano le funzioni di eliminazione dell'organismo e che possono indurre un insieme estremamente vario di disturbi, da quelli più semplici a quelli più gravi.

? QUALI SONO I VANTAGGI DI UNO STILE DI VITA BASATO SUL PROPRIO GRUPPO SANGUIGNO

Essere in sintonia con il proprio programma genetico nel quale è prevista in larga misura l'espressione della vita di ciascuno,

significa saper governare con saggezza il proprio corpo, nella consapevolezza dei propri elementi di forza e della propria vulnerabilità, nella scelta di un modello alimentare e di uno stile di vita che assicuri il benessere nella sua pienezza ed il rallentamento della vecchiaia. La conoscenza del proprio gruppo sanguigno così come proposto da Peter D'Adamo costituisce la base per il raggiungimento dell'equilibrio biologico e dell'armonia totale di ciascuna persona.
Oltre a queste considerazioni di ordine generale, è opportuno sottolineare come Peter D'Adamo proponga un comportamento alimentare ed uno stile di vita conforme al gruppo sanguigno di appartenenza, soprattutto quando si tratta di perdere peso o di controllare il proprio peso.

? QUALI SONO LE CARATTERISTICHE GENERALI DEL TIPO 0

Il tipo 0 indicato come **"il Cacciatore-Raccoglitore"**, sarebbe il gruppo sanguigno più antico, comparso circa 40.000 anni fa nel continente africano e da lì successivamente diffuso verso Asia ed Europa in cerca di nuovi territori per la caccia. I nostri progenitori erano cacciatori che si nutrivano della carne degli animali, di radici e di semi. I soggetti di tipo 0 conserverebbero la robustezza, il coraggio, la minor capacità di adattamento ai mutamenti sociali ed ambientali con ridotta tendenza alla cooperazione, propria dei loro antenati.

In generale, il tipo 0 presenta le seguenti caratteristiche biologiche:
- apparato digerente efficiente;
- sistema immunitario attivo;
- difficoltà di adattamento a nuove condizioni ambientali e nutrizionali;
- tendenza ad un rallentamento dell'attività tiroidea;

- benessere da un'attività fisica o sportiva regolare e particolarmente intensa;
- benessere seguendo una dieta ricca in proteine (carni magre, pesce), frutta e verdura;
- scarsa tolleranza per cereali, legumi, pasta, latte, latticini.

I soggetti del tipo 0 presentano una maggiore tendenza alle seguenti affezioni morbose:
- disturbi della coagulazione;
- processi infiammatori;
- dolori articolari;
- ulcera gastroduodenale;
- manifestazioni allergiche.

? QUAL È LA DIETA E LO STILE DI VITA OTTIMALE PER IL TIPO 0

La dieta e lo stile di vita ottimale per soggetti appartenenti al gruppo sanguigno 0 sono riassunte in 10 linee guida, che saranno sviluppate nella seconda parte del testo.

1. Consumare carni magre (agnello, fegato, manzo, vitello, pollo, coniglio, anatra, tacchino) bilanciando l'apporto di proteine con l'assunzione di verdura e frutta.

2. Favorire il consumo di pesce, crostacei, frutti di mare (ricchi di acidi grassi Omega 3), evitando aringhe in salamoia, caviale, pesce gatto, polpo, salmone affumicato, pesce salato, essiccato o conservato.

3. Evitare o ridurre carne di maiale, salumi, insaccati, affettati, carni conservate, cibi in salamoia (la presenza di nitrosammine e aflatossina aumenta il rischio di tumori del cavo orale, dell'esofago, del retto, ma soprattutto dello stomaco).

4. Limitare il consumo di latte, latticini, formaggi e uova. E' consentito l'uso di burro, mozzarella, fiocchi di latte magro, latte e formaggio di soia.

5. Limitare i prodotti a base di farina di frumento, mais e cereali (pane, pasta, polenta). Il glutine contenuto nei prodotti a base di frumento è ricco di lectine che frenano l'attività dell'insulina e rallentano l'utilizzazione energetica. Peter D'Adamo riferisce della facilità di ottenere un rapido calo ponderale in persone appartenenti al gruppo 0, eliminando pane e pasta.

6. Consumare frutta e verdura in abbondanza. Ridurre il consumo di ortaggi appartenenti alla famiglia delle Crucifere (cavoli, cavolini di Bruxelles, verze), in quanto potrebbero deprimere l'attività tiroidea. Limitare il consumo di ortaggi appartenenti alla famiglia delle Solanacee (melanzane, patate, ad eccezione dei pomodori) in quanto ricchi di lectine che tendono a depositarsi nelle strutture delle articolazioni, provocando processi infiammatori articolari dolorosi.

7. Privilegiare l'olio di oliva, evitare i sottaceti. Il massimo potere antiossidante si manifesta nell'olio vergine.

8. Limitare il caffè, preferire il tè. Il caffè è controindicato per i soggetti di tipo 0, in quanto induce un incremento della secrezione gastrica e pancreatica. Sono pure da evitare le bibite frizzanti e a base di cola. E' consentito bere uno o due bicchieri al giorno di vino rosso, durante i pasti.

9. Evitare la sedentarietà. Praticare attività fisica regolare e intensa. Il tipo 0 può ridurre il peso e superare le condizioni di stress, vincendo tensione, stanchezza e depressione con un'attività fisica o sportiva regolare e particolarmente intensa.

10. In presenza di disturbi utilizzare fitocomplessi o infusi speci-

fici adatti (Fieno greco, Liquirizia, Luppolo, Menta, Olmo, Quercia marina, Rosa canina, Tarassaco e Tiglio).
Particolarmente efficace nel trattamento del sovrappeso e dell'obesità in soggetti del gruppo 0 risulta l'impiego della Quercia marina (Fucus vesiculosus). Evitare preparati o infusi a base di Aloe, Bardana, Echinacea, Genziana, Barba di mais, Rabarbaro, sconsigliati per i soggetti di tipo 0, a motivo della loro attività stimolante sulle secrezioni gastriche e sul sistema immunitario e per la presenza di lectine dannose.
In definitiva, Peter D'Adamo riassume in modo efficace la dieta e lo stile di vita più consoni a persone che appartengono al gruppo sanguigno 0: *"Le persone con gruppo sanguigno di tipo 0 stanno bene seguendo una dieta ricca di proteine animali e un programma di attività fisica intensa (...) Non tollerano bene i prodotti caseari e cereali"*.

? QUALI SONO LE CARATTERISTICHE GENERALI DEL TIPO A

Il tipo A definito dal naturopata americano Peter D'Adamo come **"l'Agricoltore"**, sarebbe comparso circa 15.000 anni fa, in Medio Oriente, a seguito delle mutate condizioni di vita che si verificarono con l'introduzione della coltivazione e dell'addomesticamento degli animali. Inserito in gruppi, il soggetto di tipo A appare meno aggressivo del tipo 0, dotato di maggiore capacità di pianificazione e di collaborazione.
In generale, il tipo A presenta le seguenti caratteristiche biologiche:
- apparato digerente fragile;
- sistema immunitario vulnerabile;
- adattamento a condizioni ambientali e nutrizionali stabili.
- benessere da un'attività fisica o sportiva rilassante;
- benessere da una dieta ricca in cereali e legumi (dieta vegetariana);

- scarsa tolleranza per carne, frumento, latte e latticini. Per molti aspetti, il metabolismo del tipo A è l'esatto opposto di quello del tipo 0.

I soggetti di tipo A manifestano più frequentemente la tendenza alle seguenti affezioni:

- anemia;
- affezioni epatiche;
- disturbi cardiocircolatori;
- diabete di tipo I°;
- neoplasie.

? QUAL È LA DIETA E LO STILE DI VITA OTTIMALE PER IL TIPO A

La dieta e lo stile di vita ottimale per soggetti appartenenti al gruppo sanguigno A sono riassunte in 10 linee guida, analizzate successivamente nella seconda parte.

1. Preferire una dieta a base di cereali, legumi, verdure. Ottimale per il benessere delle persone appartenenti al tipo A è una dieta di tipo vegetariano.

2. Consumare frutta in abbondanza (almeno 3 volte al giorno).

3. Limitare o evitare il consumo di carne, introducendo semmai piccole quantità di pesce. Evitare il consumo di cibo conservato, salato, sotto-sale o affumicato (insaccati, salumi stagionati, carni conservate, cibi in salamoia per il rischio più elevato di tumori del cavo orale, dell'esofago, del retto, ma soprattutto dello stomaco.

4. Ridurre latte, latticini, formaggi. I soggetti che manifestano

una produzione eccessiva di muco con affezioni di tipo catarrale a livello delle prime vie aeree (raffreddore, sinusite, otite, bronchite) dovranno limitare fortemente il consumo di latte e latticini. La soia e i suoi derivati sono particolarmente utili per i soggetti del tipo A.

5. Evitare i cibi precotti e le carni insaccate, conservate o affumicate (maggior rischio di tumori).

6. Consumare pesce in piccole quantità (carpa, cernia, coregone, merluzzo, salmone, sardine, trota) escludendo i pesci piatti come le sogliole e le passere di mare, in quanto contengono un tipo di lectina particolarmente irritante per l'apparato digerente.

7. Consumare semi oleosi e frutta secca (riducono il colesterolo e proteggono cuore e vasi). Evitare noci brasiliane e pistacchio.

8. Contenere il consumo di prodotti a base di farina di frumento

9. Praticare attività fisica rilassante (Yoga, bicicletta, attività natatoria, escursioni).

10. Utilizzare fitocomplessi o infusi specifici adatti (Aloe, Bardana, Biancospino, Camomilla, Cardo mariano, Echinacea, Valeriana. Evitare preparati o infusi a base di Barba di mais e Rabarbaro.

Lo stesso Peter D'Adamo sintetizza i tratti salienti dei soggetti che appartengono al gruppo sanguigno A:"*Le persone di tipo A si sentono meglio seguendo una dieta vegetariana, un'eredità tramandata dai loro antenati che erano diventati stanziali, contadini e poco aggressivi (...) Per molti aspetti, il metabolismo del tipo A è l'esatto opposto di quello del tipo 0*".

? QUALI SONO LE CARATTERISTICHE GENERALI DEL TIPO B

Il tipo B, definito **"il Pastore e il Nomade"**, avrebbe fatto la sua comparsa, circa 10.000 anni fa, tra le popolazioni mongoliche e caucasiche dell'Asia centrale, penetrando successivamente in Europa con le invasioni barbariche. Rappresenterebbe il culmine dell'evoluzione dell'uomo e sarebbe caratterizzato essenzialmente da equilibrio, adattabilità e creatività.

In generale, il tipo B presenta le seguenti caratteristiche biologiche:

- apparato digerente efficiente;
- sistema immunitario attivo;
- facilità di adattamento ambientale e nutrizionale.
- benessere da un'attività fisica o sportiva moderata ed equilibrata;
- benessere seguendo una dieta variata ed equilibrata con latte e latticini;
- scarsa tolleranza per salumi, carne di maiale, frutti di mare, semi e frutta secca.

I soggetti del tipo B presentano una maggiore tendenza alle seguenti affezioni:

- sindrome da affaticamento cronico;
- diabete;
- malattie autoimmuni.

? QUAL È LA DIETA E LO STILE DI VITA OTTIMALE PER IL TIPO B

La dieta e lo stile di vita ottimale per soggetti appartenenti al gruppo sanguigno B sono riassunte in 10 linee guida, considerate nella seconda parte del testo.

1. Seguire una dieta varia ed equilibrata. Il tipo B è dunque un perfetto onnivoro.

2. Consumare latte e latticini. Il tipo B è l'unico che tollera bene i prodotti caseari e le uova.

3. Consumare carni magre. I soggetti di tipo B possono consumare carni magre. Da evitare sono le carni di maiale, i salumi ed il pollo.

4. Limitare o evitare il consumo di salumi e carni di maiale (salame, pancetta, prosciutto, salsicce, mortadella, salsicce, affettati e insaccati).

5. Consumare pesce, evitare i frutti di mare. Sono sconsigliati: acciughe, anguilla, aragosta, cozze, gamberi, granchi, lumache, ostriche, polpo, vongole.

6. Consumare ortaggi a foglia verde e frutta in abbondanza. Il consumo di frutta e verdura riduce il rischio di tumori e di patologie coronariche, rallenta i processi di invecchiamento.

7. Limitare prodotti a base di frumento e granoturco. In generale, il tipo B non tollera le lectine presenti nel glutine del frumento e del granoturco. In particolare, il frumento induce un rallentamento sia del processo digestivo e di quello metabolico con la conseguenza di una tendenza all'accumulo di grasso, spesso associato a senso di stanchezza, ritenzione idrica ed ipoglicemia.

8. Limitare il consumo di semi e frutta secca ricchi in lectine che non riescono a digerire (arachidi, nocciole, pistacchi, sesamo).

9. Praticare un'attività fisica moderata ed equilibrata

Ideale per il tipo B è la pratica di attività fisica e sportiva che comporti un equilibrio tra componente fisica e mentale (esercizi aerobici, la bicicletta, il nuoto, il tennis, le arti marziali). Evitare sport eccessivamente competitivi (calcio, basket).

10. Utilizzare fitocomplessi o infusi specifici adatti (Eleuterococco, Ginseng, Liquirizia, Menta e Salvia). Evitare preparati o infusi a base di Aloe, Barba di mais, Fieno greco, Luppolo, Rabarbaro e Tiglio.

In maniera concisa Peter D'Adamo coglie l'essenziale dei soggetti del gruppo sanguigno B in questa affermazione: *"Per molti aspetti, il tipo 0 e quello A sembrano essere l'uno l'opposto dell'altro. Il tipo B, invece, è dotato di caratteristiche del tutto uniche (...) La dieta del tipo B è molto bilanciata e include una grande varietà di alimenti"*.

? QUALI SONO LE CARATTERISTICHE GENERALI DEL TIPO AB

Il tipo AB viene definito **"il Moderno"** o **"l'Enigmatico"**. Il gruppo sanguigno AB è relativamente giovane e raro: ha fatto la sua prima comparsa meno di mille anni fa ed è posseduto solo dal 2-5% della popolazione. La presenza di due antigeni, infatti, gli conferisce caratteristiche simili, per certi aspetti, a quelle del gruppo A, per altri a quelle del gruppo B, e per altri ancora a una fusione di entrambi i gruppi. Peter D'Adamo sostiene che il gruppo sanguigno AB sia comparso circa un migliaio di anni fa, in Europa, a seguito della mescolanza di popolazioni diverse, nel corso delle invasioni barbariche. Il tipo AB presenterebbe una notevole capacità di adattamento ai mutamenti di tipo ambientale, alimentare, sociale e culturale della vita moderna.
In generale, il tipo AB presenta le seguenti caratteristiche biologiche:

- apparato digerente fragile;

- sistema immunitario vulnerabile;
- facilità di adattamento alle condizioni di vita moderna.
- benessere da un'attività fisica o sportiva rilassante e moderatamente impegnativa;
- benessere da una dieta mista, ma con moderazione;
- scarsa tolleranza per carni rosse, pasta, fagioli, frutta secca.

Il tipo AB presenta più frequentemente la tendenza alle seguenti affezioni:
- malattie cardiocircolatorie;
- anemia;
- neoplasie.

? QUAL È LA DIETA E LO STILE DI VITA OTTIMALE PER IL TIPO AB

La dieta e lo stile di vita ottimale per soggetti appartenenti al gruppo sanguigno AB sono riassunte in 10 linee guida che saranno approfondite nel capitolo successivo dedicato ai singoli gruppi sanguigni.

1. Limitare il consumo di carni rosse, evitare carni insaccate, conservate o affumicate.

2. Consumare pesce e frutti di mare, importante fonte di proteine animali. Evitare acciughe, anguilla, aragosta, gamberi, granchi, ostriche, polpo, spigola, vongole.

3. Ridurre i prodotti a base di farina di frumento, in caso di sovrappeso, obesità e produzione eccessiva di muco con affezioni di tipo catarrale a livello delle prime vie aeree.

4. Limitare il consumo della pasta (1-2 volte alla settimana). Il riso è perfettamente digeribile per il tipo AB.

5. Consumare latte, latticini e formaggi. Soggetti che manifestano una produzione eccessiva di muco con affezioni di tipo catarrale a livello delle prime vie aeree (raffreddore, sinusite, otite, bronchite) dovranno limitare fortemente il consumo di latte e latticini.

6. Consumare ortaggi, in particolare pomodori e frutta in abbondanza.

Gli antiossidanti presenti nel succo di pomodoro inibiscono la formazione di composti N-nitroso ad alta attività cancerogena. Particolarmente indicati sono i frutti alcalini (prugne, uva, frutti di bosco) e l'ananas. L'uva nera contiene numerosi polifenoli antiossidanti e anticancro (920 mg/Kg). Nell'uva è presente, inoltre, l'acido ellagico, ad azione anticancro contro i tumori di esofago, fegato, colon, polmoni e pelle.

7. Privilegiare i grassi vegetali, in particolare l'olio di oliva. Evitare l'aceto ed i sottaceti. Evitare l'uso dell'aceto e del pepe, in tutte le varietà.

8. Vino rosso, caffè e tè sono bevande adatte. Il vino rosso aumenta la protezione cardiaca e vascolare inducendo un aumento del colesterolo "buono". E' bene bere uno o due bicchieri al giorno di vino rosso, durante i pasti. Negli ultimi anni si è scoperto il ruolo antiossidante e anticancro del tè verde.

9. Preferire attività fisica e sportiva rilassante e moderatamente impegnativa (yoga, Tai Chi, passeggiate, bicicletta, nuoto, tennis).

10. Utilizzare fitocomplessi o infusi specifici adatti (Biancospino, Camomilla, Cardo mariano, Echinacea, Eleuterococco e Valeriana). Evitare preparati o infusi a base di Aloe, Barba di mais, Fieno greco, Luppolo, Rabarbaro e Tiglio.

Nel testo base in cui Peter D'Adamo propone la relazione tra dieta e gruppi sanguigni sono indicati gli elementi che caratterizzano il gruppo sanguigno AB: *"Il gruppo sanguigno AB è relativamente giovane e raro: ha fatto la sua prima comparsa meno di mille anni fa ed è posseduto solo dal 2-5 % della popolazione (...) La presenza di due antigeni, infatti, gli conferisce caratteristiche simili, per certi aspetti, a quelle del gruppo A, per altri a quelle del gruppo B, e per altri ancora a una fusione di entrambi i gruppi".*

2

Il gruppo sanguigno 0

"il Cacciatore-Raccoglitore"

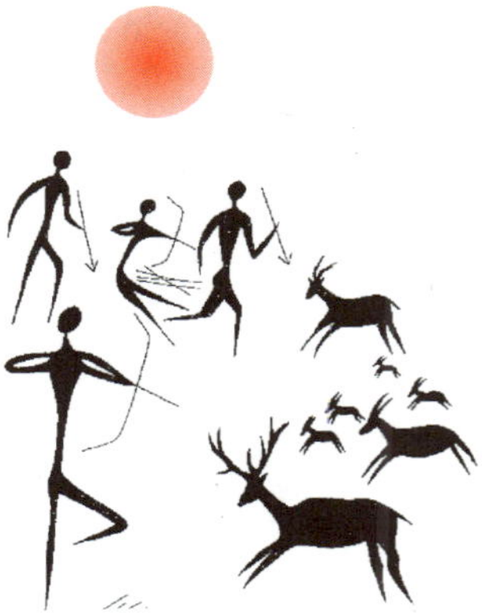

"Le persone con gruppo sanguigno di tipo 0
stanno bene seguendo una dieta ricca di proteine animali
e un programma di attività fisica intensa (...)
Non tollerano bene i prodotti caseari e i cereali"
(Peter D'Adamo)

PROFILO ANTROPOLOGICO

Il **tipo 0** viene evocato in modo efficace da Peter D'Adamo come **"il Cacciatore".** Il tipo 0 sarebbe il gruppo sanguigno più antico, comparso circa 40.000 anni fa nel continente africano e da lì successivamente diffuso verso Asia ed Europa in cerca di nuovi territori per la caccia. I progenitori del gruppo 0 erano cacciatori che si nutrivano della carne degli animali, di radici e di semi.

Il gruppo 0 si sarebbe affermato nel periodo archeologico definito Paleolitico ("età della pietra antica") dal nome degli strumenti litici o di pietra, scheggiati, utilizzati per la caccia.
In quel periodo l'uomo provvedeva al proprio sostentamento con la caccia, la pesca e la raccolta di frutta, piante e radici selvatiche.

Il "cacciatore-raccoglitore" viveva soprattutto ai margini delle foreste che in quel tempo ricoprivano la maggior parte della terra e dove poteva cacciare gli animali.
Secondo Peter D'Adamo i soggetti di tipo 0 conserverebbero ancora le caratteristiche essenziali proprie degli antenati come la robustezza, il coraggio, la ridotta capacità di adattamento ai mutamenti sociali e la ridotta tendenza alla cooperazione.

Profilo biologico

In generale, il **tipo 0** presenta le seguenti caratteristiche biologiche:

- **apparato digerente efficiente;**
- **sistema immunitario attivo;**
- **difficoltà di adattamento a nuove condizioni ambientali e nutrizionali;**
- **tendenza ad un rallentamento dell'attività tiroidea;**
- **benessere da un'attività fisica o sportiva regolare e intensa;**
- **dieta da favorire ricca in proteine (carni magre, pesce), frutta e verdura;**
- **dieta da evitare o limitare a base di cereali, legumi, pasta, latte, latticini;**
- **fitocomplessi adatti: fieno greco, liquirizia, luppolo, menta, olmo, quercia marina, rosa canina, tarassaco, tiglio.**
- **fitocomplessi sconsigliati: aloe, bardana, echinacea, genziana, barba di mais, rabarbaro.**

Tendenze morbose

I soggetti del tipo 0 presentano una maggiore tendenza alle seguenti affezioni morbose:

- disturbi della coagulazione;
- processi infiammatori;
- dolori articolari;
- ulcera gastroduodenale;
- manifestazioni allergiche.

10 LINEE GUIDA PER IL GRUPPO 0

1. Consumare carni magre

In un passo della Città del Sole, Tommaso Campanella sembra intuire, già alcuni secoli prima dell'ipotesi formulata da Peter D'Adamo, il programma alimentare più adatto ai soggetti che appartengono al gruppo sanguigno 0, quando afferma: *"Hanno però distinti li cibi utili dalli disutili, e secondo la medicina si serveno; una fiata mangiano carne, una pesce ed una erbe, e poi tornano alla carne per circolo, per non gravare né estenuare la natura"*.

I soggetti di tipo 0 digeriscono e assimilano con facilità le carni magre, per la buona produzione di succhi gastrici.
Agnello, fegato, manzo e vitello sono alimenti adatti.
E' indicato anche il consumo di anatra, coniglio, fagiano, pollo, quaglia e tacchino.
Andranno evitati salumi, affettati, insaccati e carni di maiale.
La quantità di carne magra da consumare non sarà superiore a 180 grammi a pasto.
Per contenere l'aggressività dei succhi gastrici e pancreatici sarà opportuno bilanciare l'apporto di proteine con l'assunzione di verdura e frutta.

2. Favorire il consumo di pesce, crostacei, frutti di mare

I pesci rappresentano un'ulteriore possibile fonte di proteine animali.
I grassi contenuti sono preziosi soprattutto in pazienti affetti da malattie infiammatorie croniche gastrointestinali (morbo di Crohn, rettocolite ulcerosa).
L'apporto in iodio dei pesci di mare consente inoltre una migliore attività tiroidea che nelle persone del tipo 0 tende ad essere ridotta.

I pesci sono ricchi di acidi grassi della serie Omega 3. Così definiti per il doppio legame chimico situato sul 3° atomo di carbonio, comprendono l'acido alfa-linolenico, l'acido eicosapentanico (EPA) e l'acido decosaesanoico (DHA). Tali acidi grassi presenti soprattutto nella soia, nelle noci e nei pesci grassi (salmone, aringa, sgombro) riducono il colesterolo presente nelle LDL (colesterolo "cattivo"). Sono inoltre essenziali per la formazione delle cellule nervose e della retina, per la crescita somatica e psicomotoria del bambino, per l'attività immunologica.

Aringa, coregone, luccio, merluzzo, nasello, pesce spada, ricciola, salmone, sardine, sgombro, sogliola e trota sono particolarmente adatti ai soggetti di tipo 0.

Andranno evitate le aringhe in salamoia, il caviale, il pesce gatto, il polpo ed il salmone affumicato.

Da evitare inoltre il pesce salato, essiccato o conservato.

3. Evitare o ridurre carne di maiale, salumi, insaccati, affettati

In generale, la carne di maiale non è ben tollerata dai soggetti di tipo 0.

Inoltre è opportuno evitare o ridurre il consumo di insaccati, salumi stagionati, carni conservate, cibi in salamoia. La presenza di nitrosammine e aflatossina aumenta il rischio di tumori del cavo orale, dell'esofago, del retto, ma soprattutto dello stomaco.

4. Limitare il consumo di latte, latticini, formaggi e uova

I soggetti appartenenti al gruppo 0 dovrebbero limitare fortemente il consumo di latte, latticini, prodotti caseari e uova.

Prodotti caseari e uova saranno consumati in piccole quantità durante la settimana.

E' consentito l'uso di burro, mozzarella, fiocchi di latte magro, latte e formaggio di soia.

5. Limitare i prodotti a base di farina di frumento, mais e cereali (pane, pasta, polenta)

Il glutine contenuto nei prodotti a base di frumento è ricco di lectine che frenano l'attività dell'insulina e rallentano l'utilizzazione energetica nell'organismo di soggetti del tipo 0.
Peter D'Adamo riferisce della facilità di ottenere un rapido calo ponderale in persone appartenenti al gruppo 0, eliminando pane e pasta.

6. Consumare frutta e verdura in abbondanza

Insieme alle proteine animali di carni magre, frutta e verdura costituiscono un elemento cardine dell'alimentazione per le persone di gruppo 0.
Come si può ricavare dall'elenco finale relativo agli alimenti e gruppi sanguigni, numerosi sono gli ortaggi ed i frutti adatti. Tuttavia, in considerazione della tendenza ad un'attività tiroidea ridotta, Peter D'Adamo suggerisce di ridurre il consumo di ortaggi appartenenti alla famiglia delle Crucifere (cavoli, cavolini di Bruxelles, verze), in quanto potrebbero deprimere l'attività tiroidea.
Andrebbe pure limitato o evitato il consumo degli ortaggi appartenenti alla famiglia delle Solanacee (melanzane, patate, ad eccezione dei pomodori) in quanto ricchi di lectine che tendono a depositarsi nelle strutture delle articolazioni, provocando processi infiammatori articolari dolorosi.

7. Privilegiare l'olio di oliva, evitare i sottaceti

Condimento ottimale per il gruppo 0 è l'olio di oliva, mentre sono da evitare i sottaceti.
L'olio di oliva è dotato di una potente attività antiossidante per la presenza della vitamina E e di numerosi fenoli (tirosolo, idrossitirosolo, acido caffeico, acido siringico). Il massimo potere antiossidante si manifesta nell'olio vergine.

8. Limitare il caffè, preferire il tè

Il caffè è controindicato per i soggetti di tipo 0, in quanto induce un incremento della secrezione gastrica e pancreatica.
Sono pure da evitare le bibite frizzanti e a base di cola.
Il tè va preferito al caffè.
Il vino rosso è ricco in polifenoli, sostanze dotate di un potente effetto antiossidante nei confronti del colesterolo-LDL e dunque di protezione nei confronti della formazione delle placche degli ateromi, responsabili del restringimento dei vasi arteriosi. Sembrerebbe inoltre che il vino rosso sia in grado di aumentare la protezione cardiaca e vascolare inducendo un aumento del colesterolo "buono" (colesterolo-HDL).
Ogni litro di vino rosso conterrebbe oltre 1000 mg di flavonoidi fenolici, contro i 50 mg del vino bianco.
E' bene bere uno o due bicchieri al giorno di vino rosso, durante i pasti, anziché fuori pasto.

9. Evitare la sedentarietà. Praticare attività fisica regolare e intensa.

Come viene richiamato da Peter D'Adamo, le persone del tipo 0 possono ridurre il peso e superare le condizioni di stress, vincendo tensione, stanchezza e depressione con un'attività fisica o sportiva regolare e particolarmente intensa.

10. In presenza di disturbi utilizzare fitocomplessi specifici adatti

I fitocomplessi che risultano essere particolarmente utili nel trattamento delle affezioni che si manifestano in soggetti del tipo 0 sono: Fieno greco, Liquirizia, Luppolo, Menta, Olmo, Quercia marina, Rosa canina, Tarassaco e Tiglio.
Particolarmente efficace nel trattamento del sovrappeso e dell'obesità in soggetti del gruppo 0 risulta l'impiego della **Quercia marina** (Fucus vesiculosus), un'alga bruna della fami-

glia delle Fucacee, abbondante sulle coste della Manica e dell'Oceano Atlantico. Ha il tallo ramificato in nastri di qualche decimetro di lunghezza. Venne denominata "quercia marina" da Plinio che la usava nel trattamento delle sindromi osteoarticolari. Nel 1862 Duchesne-Duparc ne descrisse le proprietà dimagranti.

I principi attivi più importanti della Quercia marina sono: minerali in combinazione organica (arsenico, iodio, bromo e potassio), olio essenziale, mucillagini (acido alginico), sali, oligoelementi, vitamine.

La Quercia marina manifesta un'azione stimolante tiroidea, diuretica e "drenante". E' indicata soprattutto nel trattamento di affezioni in soggetti di tipo 0:

- Sovrappeso e obesità.
- Ritenzione idrica e cellulite.
- Tendenza all'ipotiroidismo e al rallentamento generale del metabolismo.
- Stipsi.
- Reumatismo degenerativo cronico e gotta.
- Psoriasi.

La posologia media consigliata della tintura madre di Quercia marina è di

T.M. 50 gocce, una volta al dì. Da evitare nell'ipertiroidismo e in soggetti ipereccitabili.

Il **Tarassaco** (Taraxacum officinale), detto anche dente di leone o soffione, è una pianta erbacea perenne estremamente diffusa della famiglia delle Composite.

La fitoterapia moderna ha talmente valorizzato i molteplici impieghi di questa pianta da coniare il termine "tarassacoterapia". Il tarassaco ha un'azione di "drenaggio" a livello di fegato e rene. In fitoterapia si utilizza la pianta intera fiorita.

Le principali indicazioni del Tarassaco sono le seguenti:

- Difficoltà digestive con lingua patinosa, inappetenza, meteo-

rismo, pesantezza dopo il pasto, intolleranza per i fritti e per i grassi.
- Fegato grasso (epatosteatosi).
- Ipercolesterolemia.
- Tendenza alla ritenzione idrica, alla cellulite, all'obesità e alla pletora.
- "Drenaggio" epatico e renale. "Cure di primavera".

La posologia media consigliata è di 50 gocce di tintura madre (T.M.) diluite in un po' d'acqua, 1-3 volte al dì, oppure 30 gocce, 3 volte al dì, della formulazione in parti uguali di tarassaco, fumaria e carciofo.

Sconsigliati per i soggetti di tipo 0, a motivo della loro attività stimolante sulle secrezioni gastriche e sul sistema immunitario o per la presenza di lectine dannose, sono: Aloe, Bardana, Echinacea, Genziana, Barba di mais, Rabarbaro.

3

Il gruppo sanguigno A

"l'Agricoltore"

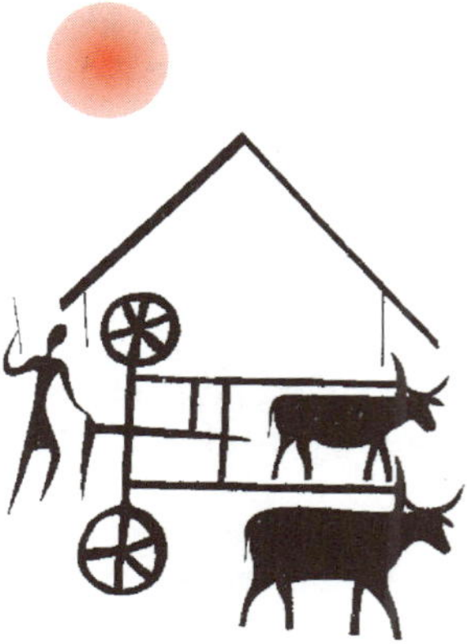

"Le persone di tipo A si sentono meglio seguendo una dieta vegetariana, un'eredità tramandata dai loro antenati che erano diventati stanziali, contadini e poco aggressivi (...) Per molti aspetti, il metabolismo del tipo A è l'esatto opposto di quello del tipo 0"
(Peter D'Adamo)

Carta d'identità del gruppo A

Profilo antropologico

Il **tipo A** viene definito da Peter D'Adamo come **"l'Agricoltore".**

Secondo l'ipotesi dell'autore statunitense, il gruppo sanguigno A sarebbe comparso circa 15.000 anni fa, in Medio Oriente, a seguito delle mutate condizioni di vita che si verificarono con l'introduzione della coltivazione e dell'addomesticamento degli animali.

Il gruppo A si sarebbe affermato nel periodo archeologico definito Neolitico ("età della pietra nuova") dal nome degli strumenti di pietra meglio rifiniti ed utilizzati dai contadini per l'agricoltura.

In quel periodo l'uomo cominciò a produrre il proprio cibo, coltivando vegetali ed allevando animali. Diventato stanziale abbatté boschi e foreste per trasformarle in terreni adatti alla coltivazione.

L'avvento e l'affermazione di gruppi appartenenti al nuovo gruppo sanguigno A è concomitante al passaggio da un'economia basata sulla caccia e la raccolta, alla produzione diretta del cibo.

E' verosimile che nel passaggio dal periodo Paleolitico al Neolitico, in alcune regioni l'aumento di densità della popolazione, l'irrigidimento del clima ed i mutamenti della flora e della fauna rendessero sempre più difficile il sostentamento mediante la caccia e la raccolta di piante selvatiche. Perciò in alcune zone si sviluppò affermandosi progressivamente l'agricoltura. In Medio Oriente con il grano, in Cina con il miglio ed il riso, in Messico e sulle Ande settentrionali con il granoturco.

Come i propri antenati, il soggetto appartenente al gruppo sanguigno A, inserito in gruppi, ormai stanziale, appare meno aggressivo del predecessore "cacciatore-raccoglitore", dotato di maggiore capacità di pianificazione e di collaborazione.

PROFILO BIOLOGICO

In generale, il **tipo A** presenta le seguenti caratteristiche biologiche:

- **apparato digerente fragile;**
- **sistema immunitario vulnerabile;**
- **adattamento a condizioni ambientali e nutrizionali stabili.**
- **benessere da un'attività fisica o sportiva rilassante;**
- **dieta da favorire ricca in cereali e legumi (dieta vegetariana);**
- **dieta da evitare o limitare a base di carne, frumento, latte e latticini;**
- **fitocomplessi adatti: aloe, bardana, biancospino, camomilla, cardo mariano, echinacea, valeriana;**
- **fitocomplessi sconsigliati: barba di mais, rabarbaro.**

TENDENZE MORBOSE

Il tipo A manifesta più frequentemente la tendenza alle seguenti affezioni:

- anemia;
- affezioni epatiche;
- disturbi cardiocircolatori;
- diabete di tipo I°;
- neoplasie.

10 LINEE GUIDA PER IL GRUPPO A

Alle profondissime differenze esistenti tra la vita del "Cacciatore-Raccoglitore" e quella dell'"Agricoltore", corrispondono differenze non meno clamorose sia nella dieta come nello stile di vita ottimale per i due tipi.

1. Preferire una dieta a base di cereali, legumi, verdure

Per comprendere quale possa essere la dieta ideale per i soggetti del gruppo A appare opportuna la lettura di questa pagina dell'Antico Testamento: *"- Mettici alla prova per dieci giorni, dandoci da mangiare legumi e da bere acqua, poi si confrontino, alla tua presenza, le nostre facce con quelle dei giovani che mangiano le vivande del re; quindi deciderai di fare con noi in base a quanto avrai constatato-. Egli acconsentì e fece la prova per dieci giorni; terminati questi, si vide che le loro facce erano più belle e più floride di quelle di tutti gli altri giovani che mangiavano le vivande del re. D'allora in poi il sovrintendente fece togliere l'assegnazione delle vivande e del vino e diede loro soltanto legumi".*

Ottimale per il benessere delle persone appartenenti al tipo A è una dieta di tipo vegetariano.

Un'alimentazione ricca di vegetali svolge un ruolo protettivo, sia per il contenuto in fibre, sia per l'abbondanza di micronutrienti.

Le abitudini alimentari odierne sono caratterizzate da un ridotto apporto di fibre grezze. La scarsità di fibre è la conseguenza del prevalere di alimenti raffinati e di origine animale. Essa comporta un rallentato transito di feci nell'intestino ed un prolungato contatto del materiale fecale con le pareti dell'intestino. Tutto ciò è all'origine della tendenza alla stipsi, ai fenomeni fermentativi e putrefattivi intestinali, al riassorbimento di sostanze tossiche.

Dagli anni '70 si assiste ad una progressiva valorizzazione e ad un chiarimento sul ruolo svolto dalle fibre alimentari nella prevenzione del cancro. Tale considerazione assume un valore ancora più grande per i soggetti di tipo A.

2. Consumare frutta in abbondanza

Peter D'Adamo sostiene che le persone del gruppo A dovrebbero consumare frutta almeno 3 volte al giorno.
La Food and Drug Administration statunitense afferma, in modo esplicito: *"Il consumo di frutta e verdura riduce il rischio di tumori e di patologie coronariche"*.
In particolare è opportuno consumare frutta ricca di betacarotene (albicocche, melone), vitamina C (limone, ribes) e flavonoidi (mele, uva, ciliegie, mirtilli).
Tra i flavonoidi particolare interesse ricopre la **genistina**, abbondante **nei vegetali crudi**. Si è dimostrato che tale sostanza è un potente inibitore della proliferazione di nuovi vasi che si associa alla crescita dei tumori solidi. Come riportato da *N. Valerio* in *"Manuale di terapie con gli alimenti" (Ed. Mondadori)*, la concentrazione urinaria di genistina è risultata essere ben 30 volte superiore a quella di un onnivoro. Si ipotizza che i **vegetariani** ed i **crudisti** siano maggiormente protetti nei confronti del cancro per l'inibizione della neo-vascolarizzazione tumorale.

3. Limitare o evitare il consumo di carne

Il maggior consumo di cereali, ortaggi e frutta ha indotto una profonda modificazione dell'apparato digerente nei soggetti di tipo A con la conseguente riduzione della secrezione di succhi gastrici e la minor capacità di digerire le proteine animali.
E' quindi opportuno limitare in maniera drastica le proteine animali della carne, introducendo semmai piccole quantità di pesce.
Va assolutamente evitato il consumo di cibo conservato, sala-

to, sotto-sale o affumicato (insaccati, salumi stagionati, carni conservate, cibi in salamoia). Da numerosi studi è emerso un rischio più elevato di tumori del cavo orale, dell'esofago, del retto, ma soprattutto dello stomaco in chi consuma abitualmente cibi conservati.

4. Ridurre latte, latticini, formaggi

Le persone del gruppo A non digeriscono bene latte e derivati. In particolare sono da limitare: burro, emmental, formaggini, latte intero e scremato, parmigiano, provolone e siero di latte. Il motivo di questa intolleranza diffusa verso i prodotti caseari deriva dalla produzione di anticorpi contro la D-galattosamina, uno dei costituenti principali del latte.

I soggetti che manifestano una produzione eccessiva di muco con affezioni di tipo catarrale a livello delle prime vie aeree (raffreddore, sinusite, otite, bronchite) dovranno limitare fortemente il consumo di latte e latticini.

La soia e i suoi derivati sono particolarmente utili per i soggetti del tipo A. Ricchi in fitoestrogeni, riducono il rischio di cancro della prostata. Tra i costituenti della soia vanno segnalati numerosi oligoelementi e la vitamina E. La presenza di acido fitico provoca un evidente effetto anticancro inibendo la crescita delle cellule tumorali.

5. Evitare i cibi precotti e le carni insaccate, conservate o affumicate

Il consumo di carni cotte è collegato ad un maggior rischio di tumori.

Le temperature superiori a 100° C comportano la formazione di sostanze cancerogene e trasformano i grassi saturi in prodotti tossici.

Temperature elevate di cottura inducono, inoltre, la distruzione della maggior parte delle vitamine e degli enzimi digestivi.

Durante il processo di cottura si liberano numerose sostanze con attività mutagena e cancerogena: benzopirene e amine eterocicliche.

E' opportuno evitare o ridurre:
- Frittura
- Arrosto
- Caramelizzazione
- Graticola
- Barbecue

Da numerosi studi è emerso un più alto rischio di tumori del naso, del cavo orale, dell'esofago, del retto, ma soprattutto dello **stomaco** in chi consuma abitualmente cibi conservati.
La responsabilità di tale rischio più elevato di cancro viene attribuita a muffe cancerogene come l'aflatossina e soprattutto alle nitrosammine.
E' opportuno quindi evitare il consumo di:
- Insaccati
- Salumi stagionati
- Carni conservate
- Formaggi stagionati
- Cibi in salamoia
- Conserve casalinghe e industriali, di ogni tipo
- Pesce salato, essiccato o conservato
- Peperoncini essiccati
- Sottaceti

6. Consumare pesce in piccole quantità

Il pesce può essere consumato in quantità modeste, escludendo i pesci piatti come le sogliole e le passere di mare, in quanto contengono un tipo di lectina particolarmente irritante per l'apparato digerente.
Pesci adatti al tipo A sono soprattutto: carpa, cernia, coregone, merluzzo, salmone, sardine, trota.
Come riferito da Peter D'Adamo, il consumo di lumache svol-

gerebbe una funzione di protezione nei confronti del tumore del seno.

7. Consumare semi e frutta secca

Arachidi, semi di zucca, castagne, mandorle, nocciole e noci assicurano un buon apporto di proteine vegetali, manifestando inoltre un'azione di protezione nei confronti di alcune forme di neoplasia.
Il consumo abituale e abbondante di **semi oleosi**, come **mandorle** o **noci**, ha dimostrato una **riduzione della colesterolemia totale**, una **diminuzione dei trigliceridi**, una **riduzione del colesterolo "cattivo" (LDL)**, senza modificare il livello di colesterolo "buono" (HDL). L'effetto favorevole conseguente è dovuto sia all'apporto di grassi monoinsaturi che di fibre vegetali. Ancora una volta la **dieta "mediterranea"** e la **dieta vegetariana** con il consumo regolare di semi oleosi manifesta un'**attività ipocolesterolemizzante** e **cardioprotettiva.**
Da evitare il consumo di noci brasiliane e pistacchio.

8. Contenere il consumo di prodotti a base di farina di frumento

I soggetti di tipo A devono limitare il consumo di alimenti a base di frumento, sia per ottimizzare l'attività energetica a livello muscolare, sia per ridurre la tendenza all'aumento nella produzione di muco.
I derivati del frumento, quando consumati in eccesso frenano l'attività dell'insulina e rallentano l'utilizzazione delle calorie.

9. Praticare attività fisica rilassante

In generale le persone appartenenti al tipo A sono poco aggressivi e sono dotati di un buon autocontrollo.
La loro risposta ottimale in condizioni di stress è favorita dalla pratica regolare di attività fisica o sportiva rilassante.

Particolarmente utili risulteranno le tecniche di rilassamento, come lo Yoga o la pratica di attività che comportino contrazioni muscolari prevalenti di tipo isotonico (bicicletta, attività natatoria, escursioni).

10. Utilizzare fitocomplessi specifici adatti

I fitocomplessi che risultano essere particolarmente utili nel trattamento delle affezioni che si manifestano in soggetti del tipo A sono: Aloe, Bardana, Biancospino, Camomilla, Cardo mariano, Echinacea, Valeriana.
Di particolare interesse è l'utilizzo terapeutico nei soggetti di tipo A del **Cardo mariano** (Carduus marianus).
Il cardo mariano o carciofo selvatico è una pianta erbacea biennale della famiglia delle Composite, a fusto eretto e robusto, con foglie grandi bordate di spine e fiori porpora, raccolti in capolini, circondati da brattee spinose. Le proprietà terapeutiche dei semi di cardo mariano sono già note al Mattioli (1554) che li considera colagoghi e diuretici. Alla fine del secolo scorso vengono utilizzati per le sindromi emorragiche e nell'ipotensione arteriosa. Tra i principi attivi è da segnalare la presenza di silimarina. Si tratta di un flavonoide in grado di ostacolare la degenerazione grassa e la necrosi della cellula epatica. La fitoterapia moderna attribuisce a questo fitocomplesso proprietà epatoprotettiva, tonicovascolare ed emostatica.

Il Cardo mariano è indicato soprattutto nelle seguenti affezioni:

- Epatite acuta, subacuta e cronica.
- Epatosteatosi ("fegato grasso").
- Cirrosi epatica.
- Ipotensione arteriosa.
- Sindromi emorragiche (epistassi, emorroidi sanguinanti, metrorragie).
- Dermopatie croniche.

La posologia media raccomandata è di 1 capsula (50 mg per capsula), 3 volte al dì.
Evitare l'uso di preparazioni alcoliche nel trattamento delle epatopatie.

L'**Echinacea** è una pianta della famiglia delle Composite originaria del Nord America dove veniva utilizzata dalle tribù degli Sioux. Studi recenti condotti in Germania hanno confermato l'azione antiinfiammatoria e immunostimolante, utile sia nella prevenzione che nel trattamento dei processi infettivi delle vie aeree (H. Wagner).
I principi attivi più importanti sono: un echinacoside, glicoside composto da acido caffeico, glucosio e ramnosio, dotato di attività batteriostatica; inulina; polisaccaridi (immunostimolanti) e un olio essenziale.
L'echinacea ha proprietà immunostimolante, antisettica e cicatrizzante, per cui viene utilizzata nelle seguenti condizioni:
- Sindromi influenzali.
- Virosi respiratorie (rinite, influenza, angina faringea).
- Processi suppurativi.
- Ferite.
- Ulcera varicosa.

La posologia media consigliata è di 25 gocce di tintura madre, una volta al dì (prevenzione) e 30 gocce, 3 volte al dì (trattamento).

Da evitare nei soggetti appartenenti al gruppo A: Barba di mais e Rabarbaro.

4

Il gruppo sanguigno B

"il Pastore e il Nomade"

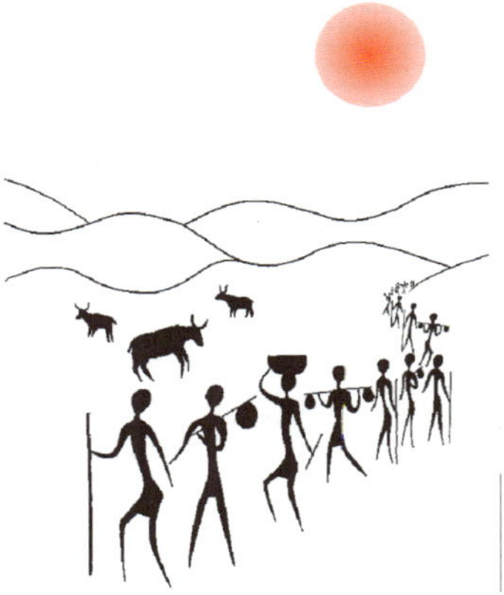

er molti aspetti, il tipo 0 e quello A sembrano essere l'uno l'opposto dell'altro. Il tipo B, invece, è dotato di caratteristiche del tutto uniche (...) La dieta del tipo B è molto bilanciata e include una grande varietà di alimenti"
(Peter D'Adamo)

Carta d'identità del gruppo B

Profilo antropologico

Peter D'Adamo coglie l'essenziale del **tipo B** definendolo **"il Nomade"**.
Secondo il naturopata americano il gruppo sanguigno B avrebbe fatto la sua comparsa, circa 10.000 anni fa, tra le popolazioni mongoliche e caucasiche dell'Asia centrale, penetrando successivamente in Europa con le invasioni barbariche.
L'affermarsi del gruppo B sarebbe da mettere in relazione allo sviluppo di 2 fenomeni: la pastorizia e le migrazioni di popoli.
Così l'allevamento di certi animali ha comportato condizioni favorevoli allo sviluppo della pastorizia ed all'espansione di alcuni popoli. Si pensi in particolare all'importanza del cavallo nel facilitare le migrazioni.
Il tipo B rappresenterebbe il culmine dell'evoluzione dell'uomo e sarebbe caratterizzato essenzialmente da equilibrio, facile adattabilità e creatività.

Profilo biologico

In generale, il **tipo B** presenta le seguenti caratteristiche biologiche:

- **apparato digerente efficiente;**
- **sistema immunitario attivo;**
- **facilità di adattamento ambientale e nutrizionale.**

- benessere da un'attività fisica o sportiva moderata ed equilibrata;
- dieta da favorire variata ed equilibrata con latte e latticini;
- dieta da evitare o limitare a base di salumi, carne di maiale, frutti di mare, semi e frutta secca.
- fitocomplessi adatti: eleuterococco, ginseng, liquirizia, menta, salvia.
- fitocomplessi sconsigliati: aloe, barba di mais, fieno greco, luppolo, rabarbaro, tiglio.

Tendenze morbose

I soggetti del tipo B presentano una maggiore tendenza alle seguenti affezioni:

- sindrome da affaticamento cronico;
- diabete;
- malattie autoimmuni.

10 LINEE GUIDA PER IL GRUPPO B

1. SEGUIRE UNA DIETA VARIA ED EQUILIBRATA

La dieta ideale per le persone appartenenti al gruppo sanguigno B deve essere varia, equilibrata.
Dovrebbe includere un'ampia varietà di alimenti sia di origine animale che vegetale.
Il tipo B è dunque un perfetto onnivoro.

2. CONSUMARE LATTE E LATTICINI

Il tipo B è l'unico che tollera bene i prodotti caseari e le uova.
In particolare risultano essere benefici: i fiocchi di latte magro, il formaggio di capra, il formaggio fresco magro, il latte scremato, la mozzarella, la ricotta, lo yogurt.

3. CONSUMARE CARNI MAGRE

I soggetti di tipo B possono consumare carni magre.
Da evitare sono le carni di maiale, i salumi ed il pollo.
Quest'ultimo, come sottolineato da Peter D'Adamo, contiene lectine che risultano essere dannose per il gruppo B.

4. LIMITARE O EVITARE IL CONSUMO DI SALUMI E CARNI DI MAIALE

E' opportuno limitare al massimo il consumo di salame, pancetta, prosciutto, salsicce, mortadella, affettati e insaccati.

5. CONSUMARE PESCE, EVITARE I FRUTTI DI MARE

In generale, il pesce è digeribile per i soggetti di tipo B.
Invece, risultano essere sconsigliati: acciughe, anguilla, aragosta, cozze, gamberi, granchi, lumache, ostriche, polpo, vongole.

6. CONSUMARE ORTAGGI A FOGLIA VERDE E FRUTTA IN ABBONDANZA

Gli "scavengers", letteralmente "spazzini", sono micronutrienti presenti soprattutto negli alimenti di origine vegetale. Essi comprendono la **vitamina A**, la **vitamina C** e la **vitamina E**. I radicali liberi in eccesso possono indurre invecchiamento precoce, fenomeni involutivi senili, aumento del rischio di affezioni cardio-vascolari e di affezioni degenerative.

La verdura e la frutta oltre ad assicurare il nostro nutrimento, garantiscono un adeguato apporto di micronutrienti e ci premuniscono contro gli effetti devastanti dei radicali liberi, sostanze responsabili dell'invecchiamento precoce e di numerose malattie degenerative.

Le vitamine proteggono il DNA delle cellule dall'ossidazione attraverso la quale si esplica l'azione delle sostanze cancerogene.

La Food and Drug Administration statunitense afferma, in modo esplicito: ***"Il consumo di frutta e verdura riduce il rischio di tumori e di patologie coronariche"***.

Le principali sostanze dotate di una tale attività antiossidante, antimutagena ed anticancro hanno meritato la coniazione di un nuovo termine ***"drug-food"*** ("Alimenti-farmaco"), introdotto dagli studiosi americani. In tal modo è reso attuale la geniale intuizione della Scuola ippocratica che alcuni secoli prima di Cristo esortava: ***"Il tuo alimento sia il tuo medicamento"***. Inoltre è stato riscoperto il ruolo protettivo della **Dieta mediterranea** nella prevenzione del cancro e delle patologie degenerative.

Ogni tipo di inquinamento ed ogni sostanza tossica provoca una sovrautilizzazione di micronutrienti.

Studi ripetuti hanno evidenziato che il consumo regolare di ortaggi svolge un ruolo protettivo nei confronti dei tumori.

In particolare, una dieta priva o scarsa di tali ortaggi è associata ad un rischio 3 volte superiore di cancro del colon. Le sostanze responsabili di tale attività sarebbero gli **indoli.**

7. Limitare prodotti a base di frumento e granoturco

In generale, il tipo B non tollera le lectine presenti nel glutine del frumento e del granoturco.
In particolare, il frumento induce un rallentamento sia del processo digestivo e di quello metabolico con la conseguenza di una tendenza all'accumulo di grasso, spesso associato a senso di stanchezza, ritenzione idrica ed ipoglicemia.

8. Limitare il consumo di semi e frutta secca

I soggetti del gruppo B dovrebbero limitare l'assunzione di semi e frutta secca, ricchi in lectine che non riescono a digerire (arachidi, nocciole, pistacchi, sesamo).

9. Praticare un'attività fisica moderata ed equilibrata

Ideale per il tipo B è la pratica di attività fisica e sportiva che comporti un equilibrio tra componente fisica e mentale.
Consigliati sono gli esercizi aerobici, la bicicletta, il nuoto, il tennis, le arti marziali.
Vanno invece evitati sport eccessivamente competitivi (calcio, basket).

10. Utilizzare fitocomplessi specifici adatti

I fitocomplessi che risultano essere particolarmente utili nel trattamento delle affezioni che si manifestano in soggetti del tipo B sono: Eleuterococco, Ginseng, Liquirizia, Menta e Salvia.

L'**Eleuterococco** viene definito anche ginseng siberiano per la ricchezza di questa pianta in quella regione della Russia. Si ritiene che almeno 3 milioni di persone nella sola Russia facciano uso regolare di questa pianta, come "tonico" e "antistress". Definito fitocomplesso "adattogeno" per l'assenza di tossicità, per l'attività non specifica su un singolo organo e per

l'attività modulante nei confronti di un processo morboso.
I principi attivi dell'Eleuterococco sono: eleuterosidi A-M. Gli agliconi sono vari: etanolo, beta-sitosterolo, isofraxidina...) ed eteroglicani ad attività immunostimolante.

L'eleuterococco ha proprietà anti-stress, anti-fatica, anabolizzante, afrodisiaca. Fitocomplesso "adattogeno", viene usato nelle seguenti condizioni:
- Esposizione occasionale, abituale o prolungata a stress: calore, freddo, rumore, luce artificiale, fatica fisica e intellettiva, viaggio, movimento intenso.
- "Surmenage" fisico, psichico e intellettivo.
- Ipotensione arteriosa.
- Convalescenza.
- Preparazione all'attività sportiva.
- Difficoltà di memoria e concentrazione. Preparazione agli esami.
- Astenia sessuale.

La posologia media consigliata è di 25-40 gocce di tintura madre, una volta al dì, al risveglio. La somministrazione di eleuterococco va evitata nell'ipertensione arteriosa.

Nei soggetti del tipo B sono da evitare: Aloe, Barba di mais, Fieno greco, Luppolo, Rabarbaro e Tiglio.

5

Il gruppo sanguigno AB

"il Moderno" o "l'Enigmatico"

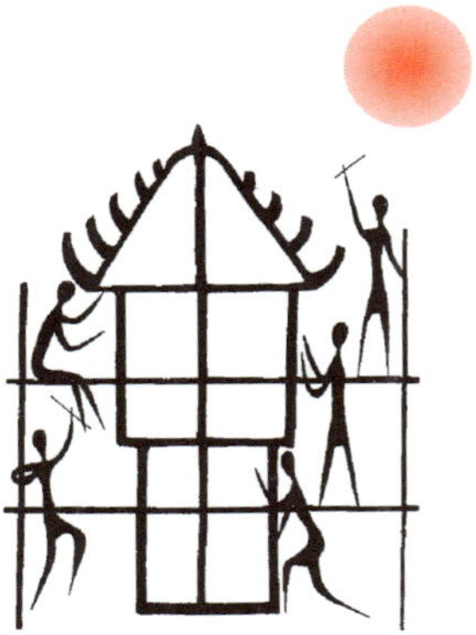

"Il gruppo sanguigno Ab è relativamente giovane e raro: ha fatto la sua prima comparsa meno di mille anni fa ed è posseduto solo dal 2-5% della popolazione (...)
La presenza di due antigeni, infatti, gli conferisce caratteristiche simili, per certi aspetti, a quelle del gruppo A, per altri a quelle del gruppo B, e per altri ancora a una fusione di entrambi i gruppi"
(Peter D'Adamo)

Carta d'identità del gruppo AB

Profilo antropologico

Il **tipo AB** viene definito anche **"l'Enigmatico"** per le difficoltà di coglierne completamente le caratteristiche essenziali.

Peter D'Adamo sostiene che il gruppo sanguigno AB sia comparso circa un migliaio di anno fa, in Europa, a seguito della mescolanza di popolazioni diverse, nel corso delle invasioni barbariche.

Il tipo AB presenterebbe una notevole capacità di adattamento ai mutamenti di tipo ambientale, alimentare, sociale e culturale della vita moderna.

Profilo biologico

In generale, il **tipo AB** presenta le seguenti caratteristiche biologiche:

- **apparato digerente fragile;**
- **sistema immunitario vulnerabile;**
- **facilità di adattamento alle condizioni della vita moderna.**
- **benessere da un'attività fisica o sportiva rilassante e moderatamente impegnativa;**
- **dieta da favorire mista, ma con moderazione;**

- **dieta da evitare o limitare a base di carni rosse, pasta, fagioli, frutta secca;**
- **fitocomplessi adatti: bardana, biancospino, camomilla, cardo mariano, echinacea, ginseng, valeriana;**
- **fitocomplessi sconsigliati: aloe, barba di mais, fieno greco, luppolo, rabarbaro, tiglio.**

TENDENZE MORBOSE

Il tipo AB presenta più frequentemente la tendenza alle seguenti affezioni:

- malattie cardiocircolatorie;
- anemia;
- neoplasie.

10 LINEE GUIDA PER IL GRUPPO AB

1. LIMITARE IL CONSUMO DI CARNI ROSSE, EVITARE CARNI INSACCATE, CONSERVATE O AFFUMICATE

Le carni, scarsamente digeribili per il tipo AB, tendono a provocare disturbi digestivi e intestinali (manzo, vitello, carne di maiale, salumi).
Da numerosi studi è emerso un più alto rischio di tumori del cavo orale, dell'esofago, del retto, ma soprattutto dello **stomaco** in chi consuma abitualmente cibi conservati.
La responsabilità di tale rischio più elevato di cancro viene attribuita a muffe cancerogene come l'aflatossina e soprattutto alle nitrosammine.

E' opportuno quindi evitare o ridurre il consumo di:
- Insaccati
- Salumi stagionati
- Carni conservate
- Formaggi stagionati
- Cibi in salamoia
- Conserve casalinghe e industriali, di ogni tipo
- Pesce salato, essiccato o conservato
- Peperoncini essiccati
- Sottaceti

2. CONSUMARE PESCE E FRUTTI DI MARE

I pesci rappresentano un'importante fonte di proteine animali. Tuttavia alcune specie contengono lectine scarsamente digeribili: acciughe, anguilla, aragosta, gamberi, granchi, ostriche, polpo, spigola, vongole.

3. Ridurre i prodotti a base di farina di frumento

I cibi derivati dal frumento possono essere consumati liberamente. Essi andranno, tuttavia, ridotti in caso di sovrappeso ed obesità.
I soggetti appartenenti al gruppo AB e che manifestano una produzione eccessiva di muco con affezioni di tipo catarrale a livello delle prime vie aeree (raffreddore, sinusite, otite, bronchite) dovranno limitare fortemente il consumo di derivati del frumento.

4. Limitare il consumo della pasta

Peter D'Adamo consiglia di limitare la pasta a una o due volte alla settimana.
Il riso è perfettamente digeribile per il tipo AB.

5. Consumare latte, latticini e formaggi

Il latte, i latticini, i prodotti caseari possono essere consumati liberamente.
Tuttavia, i soggetti che manifestano una produzione eccessiva di muco con affezioni di tipo catarrale a livello delle prime vie aeree (raffreddore, sinusite, otite, bronchite) dovranno limitare fortemente il consumo di latte e latticini.

6. Consumare ortaggi, in particolare pomodori e frutta in abbondanza

Secondo l'idea di Peter D'Adamo, i pomodori che sono scarsamente tollerati dal tipo A e B, possono essere consumati liberamente dai soggetti del tipo AB. Simbolo della dieta mediterranea, il pomodoro è ricco di betacarotene, vitamina C, licopene, pigmento della famiglia dei carotenoidi e di alcuni acidi fenolici (clorogenico e p-cumarico). Gli antiossidanti presenti nel succo di pomodoro inibiscono la formazione di composti N-nitroso ad alta attività cancerogena.

Particolarmente indicati sono i frutti alcalini (prugne, uva, frutti di bosco) e l'ananas. Nell'Università di Chicago nell'Illinois è stato isolato, dalla buccia dell'uva nera, il **resveratolo**, sostanza che ha manifestato un effetto antitumorale sugli animali da esperimento. L'**uva nera** contiene numerosi **polifenoli antiossidanti e anticancro** (920 mg/Kg). Nell'uva è presente, inoltre, l'acido ellagico, ad azione anticancro contro i tumori di esofago, fegato, colon, polmoni e pelle.

7. PRIVILEGIARE I GRASSI VEGETALI, IN PARTICOLARE L'OLIO DI OLIVA. EVITARE L'ACETO ED I SOTTACETI

L'acido oleico, contenuto nell'olio di oliva, consente di ridurre il livello di colesterolo presente nelle LDL (colesterolo "cattivo").
L'acido linoleico, presente nell'olio di girasole, mais e vinacciolo, viene consumato in quantità eccessive nella nostra alimentazione. Esso provoca un sovraconsumo di vitamina E e favorisce il sovrappeso.
L'acido gamma linolenico, contenuto nell'olio di enotera e di borragine, assicura l'idratazione e la morbidezza della pelle, aumenta le difese immunitarie, riduce i fenomeni allergici.
Gli acidi grassi insaturi che abbondano negli oli di semi (mais, girasole, soia), sono chimicamente instabili e possono provocare una carenza di sostanze antiossidanti e soprattutto di vitamina E con un incremento di rischio cardiovascolare e di tumori. Va ricordato inoltre che gli oli di semi, particolarmente ricchi di acidi grassi polinsaturi, non sopportano le temperature elevate e la cottura prolungata, con liberazione di sostanze tossiche.
Pertanto andrà preferito l'**olio di oliva**, simbolo della "dieta mediterranea", più stabile in quanto ricco soprattutto di **acidi grassi monoinsaturi.**
I soggetti di tipo AB dovrebbero bandire l'uso dell'aceto e del pepe, in tutte le varietà.
Come sostituto può essere utilizzato il succo di limone.

8. Vino rosso, caffè e tè sono bevande adatte

Il vino rosso è ricco in polifenoli, sostanze dotate di un potente effetto antiossidante nei confronti del colesterolo-LDL e dunque di protezione nei confronti della formazione delle placche degli ateromi, responsabili del restringimento dei vasi arteriosi. Sembrerebbe inoltre che il vino rosso sia in grado di aumentare la protezione cardiaca e vascolare inducendo un aumento del colesterolo "buono" (colesterolo-HDL).
Ogni litro di vino rosso conterrebbe oltre 1000 mg di flavonoidi fenolici, contro i 50 mg del vino bianco.
E' bene bere uno o due bicchieri al giorno di vino rosso, durante i pasti, anziché fuori pasto.
Negli ultimi anni si è scoperto il ruolo antiossidante e anticancro del tè.

In particolare, a proposito del tè verde, scrive Nico Valerio nel "Manuale di terapie con gli alimenti" (Ed. Mondadori): *"Il tè verde è oggi al centro dell'attenzione degli oncologi di tutto il mondo, che gli dedicano centinaia di studi. E' un potente antiossidante, protegge dalle nitrosammine carcinogene e dalle radiazioni, è anti-cancro. I suoi principi attivi caratteristici sono alcuni composti polifenolici, noti come catechine e epigallocatechin-gallati (17-30%). Purché bevuto tiepido, s'intende, lungi dal favorirlo previene il tumore esofageo. Un ricercatore cinese di Pechino è riuscito ad abbassare dal 90 al 42-67% il tasso di tumori dell'esofago in cavie di laboratorio, dimostrando che dei sette tipi di tè cinese, il più efficace nel neutralizzare l'effetto carcinogeno del N-nitroso, sia in vitro che in vivo, era il tè verde".*

Da una rassegna di studi risulta che il tè verde svolge un ruolo protettivo nei confronti dei tumori di pelle, mammella, polmone, esofago, stomaco, duodeno, colon e fegato.
Il tè verde annullerebbe l'effetto carcinogeno delle nitrosammine e delle radiazioni ionizzanti.

9. Preferire attività fisica e sportiva rilassante e moderatamente impegnativa

Per le persone appartenenti al gruppo sanguigno AB Peter D'Adamo consiglia soprattutto un'attività fisica e sportiva rilassante e moderatamente impegnativa (yoga, Tai Chi, passeggiate, bicicletta, nuoto, tennis).

10. Utilizzare fitocomplessi specifici adatti

I fitocomplessi che risultano essere particolarmente utili nel trattamento delle affezioni che si manifestano in soggetti del tipo AB sono: Biancospino, Camomilla, Cardo mariano, Echinacea, Eleuterococco e Valeriana.

Il **Biancospino** (Crataegus oxyacantha) è un arbusto o un piccolo albero della famiglia delle Rosacee. A seguito degli esperimenti di Jennings, Clement e Leclerc, è stato evidenziato il suo tropismo cardiaco. Da Binet è stato definito come la "valeriana del cuore".

Ha proprietà sedativa cardiaca, coronarodilatatrice, antispasmodica e sedativa generale, per cui viene utilizzato nelle seguenti indicazioni:
- Alterazioni del ritmo cardiaco (tachicardia, extrasistolia).
- Precordialgie. Angina pectoris.
- Cuore "senile". Miocardiocoronarosclerosi.
- Stati d'ansia.
- Insonnia.
- Ipertensione arteriosa.

La posologia media consigliata è di 30-50 gocce del macerato glicerico, 1-3 volte al dì.

Nei soggetti del tipo AB sono da evitare: Aloe, Barba di mais, Fieno greco, Luppolo, Rabarbaro e Tiglio.

6

Alimenti e gruppi sanguigni

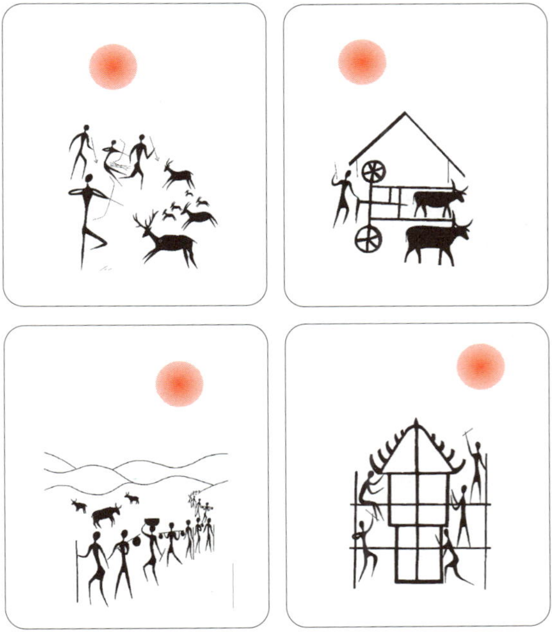

"Il tuo alimento sia il tuo medicamento"
(Ippocrate)

In questo capitolo sono elencati gli alimenti più comuni in relazione ai 4 gruppi sanguigni. Per ciascuno di essi vengono distinti gli alimenti adatti e benefici, quelli indifferenti e quelli sconsigliati.

Gli **alimenti "adatti"** ad ogni singolo gruppo sanguigno svolgono un ruolo nutrizionale ottimale, assicurando inoltre un'attività antiossidante, antimutagena ed anticancro. Per tali alimenti si può utilizzare il termine di **"drug food"** ("Alimenti-farmaco"), utilizzato dagli studiosi anglosassoni, i quali hanno reso attuale il messaggio di Ippocrate: **"Il tuo alimento sia il tuo medicamento".**
Gli **alimenti** indicati come **"indifferenti"** svolgono principalmente un ruolo nutrizionale in quanto assicurano al corpo umano il necessario apporto di calorie.
Gli **alimenti "sconsigliati"** vanno limitati o evitati in quanto contengono sostanze indigeribili per i soggetti di quel determinato gruppo sanguigno, come le "lectine", capaci di formare addensamenti ed aggregati collosi che mobilitano le funzioni di eliminazione dell'organismo e che possono indurre un insieme estremamente vario di disturbi, da quelli più semplici a quelli più gravi.

LEGENDA:

- SI **alimenti adatti e benefici**
- = **alimenti indifferenti**
- NO **alimenti sconsigliati (da limitare o evitare)**

Alimenti	Gruppo 0	Gruppo A	Gruppo B	Gruppo AB
CARNE, SALUMI, SELVAGGINA				
Agnello	SI	NO	SI	SI
Anatra	=	NO	NO	NO
Coniglio	=	NO	SI	SI
Cuore	SI	NO	NO	NO
Fagiano	=	NO	=	=
Fegato	SI	NO	=	=
Maiale	NO	NO	NO	NO
Manzo	SI	NO	=	NO
Mortadella	NO	NO	NO	NO
Pancetta	NO	NO	NO	NO
Pollo	=	=	NO	NO
Prosciutto	NO	NO	NO	NO
Quaglia	=	NO	NO	NO

Alimenti	Gruppo 0	Gruppo A	Gruppo B	Gruppo AB
Salsicce	NO	NO	NO	NO
Salumi	NO	NO	NO	NO
Tacchino	=	=	=	SI
Vitello	SI	NO	=	NO
PESCE, MOLLUSCHI, CROSTACEI				
Acciughe	=	NO	NO	NO
Anguilla	=	NO	NO	NO
Aragosta	=	NO	NO	NO
Aringa	SI	NO	=	=
Aringhe in salamoia	NO	NO	=	NO
Calamari	=	NO	=	=

Alimenti	Gruppo 0	Gruppo A	Gruppo B	Gruppo AB
Capasanta	=	NO	=	=
Carpa	=	SI	=	=
Caviale	NO	NO	SI	=
Cernia	=	SI	SI	SI
Coregone	SI	SI	=	=
Cozze	=	NO	NO	=
Gamberi	=	NO	NO	NO
Granchio	=	NO	NO	NO
Luccio	SI	=	SI	SI
Lumache	=	SI	NO	SI
Merluzzo	SI	SI	SI	SI
Nasello	SI	NO	SI	SI

Alimenti	Gruppo 0	Gruppo A	Gruppo B	Gruppo AB
Ostriche	=	NO	NO	NO
Palombo	=	=	=	=
Passera	=	NO	SI	NO
Pesce gatto	NO	NO	=	=
Pesce spada	SI	=	=	=
Polpo	NO	NO	NO	NO
Rane	=	NO	NO	NO
Ricciola	SI	=	NO	NO
Salmone	SI	SI	SI	SI
Salmone affumicato	NO	NO	NO	NO
Sardine	SI	SI	SI	SI
Sgombro	SI	SI	SI	SI

Alimenti	Gruppo 0	Gruppo A	Gruppo B	Gruppo AB
Sogliola	SI	NO	SI	=
Spigola	=	=	NO	NO
Trota iridea	SI	SI	=	SI
Trota salmonata	=	=	=	=
Vongole	=	NO	NO	NO
LATTE, LATTICINI, UOVA				
Brie	NO	NO	=	NO
Burro	=	NO	=	NO
Camembert	NO	NO	=	NO
Edam	NO	NO	=	=
Emmental	NO	NO	=	=
Fiocchi di latte magro	=	=	SI	SI

Alimenti	Gruppo 0	Gruppo A	Gruppo B	Gruppo AB
Formaggini	NO	NO	=	=
Formaggio di capra	=	=	SI	SI
Formaggio di soia	=	SI	=	=
Formaggio fresco magro	NO	NO	SI	SI
Gorgonzola	NO	NO	NO	NO
Gouda	NO	NO	=	=
Latte di soia	=	SI	=	=
Latte intero	NO	NO	=	NO
Latte scremato	NO	NO	SI	=
Mozzarella	=	=	SI	SI
Parmigiano	NO	NO	=	NO
Provolone	NO	NO	=	NO

Alimenti	Gruppo 0	Gruppo A	Gruppo B	Gruppo AB
Ricotta	NO	=	SI	SI
Siero di latte	NO	NO	=	=
Tomini	NO	NO	=	=
Uova	NO	=	SI	SI
Yogurt	NO	=	SI	SI
PANE, PRODOTTI DA FORNO E DOLCI				
Dolci a base di mais	NO	=	NO	NO
Dolci di riso	=	SI	SI	SI
Gelato	NO	NO	NO	NO
Pane ai cereali	NO	NO	NO	=
Pane di frumento integrale	NO	NO	NO	=

Alimenti	Gruppo 0	Gruppo A	Gruppo B	Gruppo AB
Pane di germe di grano	NO	SI	=	SI
Pane di miglio	=	=	SI	SI
Pane di riso integrale	=	=	SI	SI
Pane di segale	=	=	NO	SI
Pane di segale e altri cereali	NO	NO	=	=
Pane di soia	=	SI	=	SI
Pane senza glutine	=	=	=	=
Salatini	NO	=	NO	=
PASTA E CEREALI				
Couscous	NO	=	NO	=
Crusca di frumento	NO	NO	NO	=

Alimenti	Gruppo 0	Gruppo A	Gruppo B	Gruppo AB
Farina d'orzo	=	=	NO	=
Farina di frumento	NO	NO	NO	=
Farina di frumento integrale	NO	NO	NO	=
Farina di mais	NO	=	NO	NO
Farina di riso	=	=	=	=
Farina di semola di grano duro	NO	NO	NO	=
Farro	=	=	SI	SI
Germe di grano	NO	NO	NO	=
Grano saraceno	=	SI	NO	NO
Muesli	NO	NO	=	=
Orzo	=	=	NO	=

Alimenti	Gruppo 0	Gruppo A	Gruppo B	Gruppo AB
Pasta fresca di grano tenero	NO	NO	=	=
Pasta di semola di grano duro	NO	NO	=	=
Polenta	NO	=	NO	NO
Riso basmati	=	=	=	SI
Riso brillato	=	=	=	SI
LEGUMI				
Ceci	=	NO	NO	NO
Fagioli azuki	SI	SI	NO	NO
Fagioli bianchi	NO	NO	SI	SI
Fagioli di Lima	=	NO	SI	NO

Alimenti	Gruppo 0	Gruppo A	Gruppo B	Gruppo AB
Fagioli di Spagna	NO	NO	SI	NO
Fagioli nani	=	=	=	=
Fagioli neri	=	SI	NO	NO
Fagioli rossi	=	NO	=	SI
Fagioli verdi	=	SI	=	=
Fagiolini	=	=	=	=
Fagioli cannellini	=	=	=	=
Fagioli dall'occhio	SI	SI	NO	NO
Fave	=	=	=	NO
Lenticchie	NO	SI	NO	=
Piselli	=	=	=	=
Tofu	=	SI	NO	SI

Alimenti	Gruppo 0	Gruppo A	Gruppo B	Gruppo AB
ORTAGGI				
Aglio	SI	SI	=	SI
Alga marina	SI	=	=	=
Asparagi	=	=	=	=
Avocado	NO	=	NO	NO
Bietole	SI	SI	=	=
Broccoli	SI	SI	SI	SI
Carciofi	SI	SI	NO	NO
Carote	=	SI	SI	=
Cavolfiore	NO	=	SI	SI
Cavolini di Bruxelles	NO	=	SI	=
Cavolo bianco	NO	NO	SI	=
Cavolo rapa	SI	SI	=	=

Alimenti	Gruppo 0	Gruppo A	Gruppo B	Gruppo AB
Cavolo rosso	NO	NO	SI	=
Cavolo verde	SI	SI	SI	SI
Cetrioli	=	=	=	SI
Cicoria	SI	SI	=	=
Cipolle gialle	SI	SI	=	=
Cipolle rosse	SI	SI	=	=
Cipolle verdi	=	=	=	=
Erbette	SI	SI	SI	SI
Finocchi	=	=	=	=
Funghi coltivati	NO	NO	=	=
Germogli di bambù	=	=	=	=
Indivia	=	=	=	=

Alimenti	Gruppo 0	Gruppo A	Gruppo B	Gruppo AB
Lattuga	=	=	=	=
Lattuga romana	SI	SI	=	=
Mais	NO	=	NO	NO
Melanzane	=	=	SI	SI
Olive greche	NO	NO	NO	=
Olive nere	NO	NO	NO	NO
Olive verdi	=	=	NO	=
Patate	NO	NO	=	=
Patate dolci	SI	NO	SI	SI
Peperoni gialli	=	NO	SI	NO
Peperoni rossi	SI	NO	SI	NO
Peperoni verdi	=	NO	SI	NO

Alimenti	Gruppo 0	Gruppo A	Gruppo B	Gruppo AB
Pomodori	=	NO	NO	=
Porro	SI	SI	=	=
Radicchio	=	=	=	=
Rafano	SI	SI	=	=
Rapanelli	=	=	NO	NO
Rape	SI	SI	=	=
Rucola	=	=	=	=
Scalogno	=	=	=	=
Scarola	SI	SI	NO	NO
Sedano	=	=	=	SI
Spinaci	SI	SI	=	=
Tarassaco	SI	SI	=	SI

Alimenti	Gruppo 0	Gruppo A	Gruppo B	Gruppo AB
Topinambur	SI	SI	NO	NO
Verza	SI	SI	SI	SI
Zucca	SI	SI	NO	=
Zucchini	=	=	=	=
FRUTTA FRESCA, FRUTTA SECCA, SEMI				
Albicocche	=	SI	=	=
Anacardi	NO	NO	NO	=
Ananas	=	SI	SI	SI
Anguria	=	=	=	=
Arachidi	NO	SI	NO	SI

Alimenti	Gruppo 0	Gruppo A	Gruppo B	Gruppo AB
Arance	NO	NO	=	NO
Avocado	NO	=	NO	NO
Banane	=	NO	SI	NO
Cachi	=	=	NO	NO
Castagne	=	=	=	SI
Ciliegie	=	SI	=	SI
Datteri	=	=	=	=
Fichi d'India	=	=	NO	NO
Fichi freschi	SI	SI	=	SI
Fichi secchi	SI	SI	=	SI
Fragole	NO	=	=	=
Kiwi	=	=	=	SI

Alimenti	Gruppo 0	Gruppo A	Gruppo B	Gruppo AB
Kumquat	=	=	=	=
Lamponi	=	=	=	=
Lime	=	=	=	=
Limoni	=	SI	=	SI
Mandarini	NO	NO	=	=
Mandorle	=	=	=	=
Mango	=	NO	=	NO
Melagrana	=	=	NO	NO
Mele	=	=	=	=
Mirtilli	=	SI	=	=
More	NO	SI	=	=
Nocciole	=	=	NO	NO

Alimenti	Gruppo 0	Gruppo A	Gruppo B	Gruppo AB
Noce di cocco	NO	NO	NO	NO
Noci	SI	=	=	SI
Noci brasiliane	NO	NO	=	=
Papaia	=	NO	SI	=
Pere	=	=	=	=
Pesche	=	=	=	=
Pistacchi	NO	NO	NO	=
Pompelmo	=	SI	=	SI
Popone	=	=	=	=
Prugne	SI	SI	SI	SI
Prugne secche	SI	SI	=	=
Ribes	=	=	=	=

Alimenti	Gruppo 0	Gruppo A	Gruppo B	Gruppo AB
Semi di zucca	SI	SI	NO	NO
Uva	=	=	SI	SI
OLI				
Olio d'oliva	SI	SI	SI	SI
Olio di arachidi	NO	NO	NO	=
Olio di cartamo	NO	NO	NO	NO
Olio di fegato di merluzzo	=	=	=	=
Olio di mais	NO	NO	NO	NO
Olio di ravizzone	=	=	NO	=
Olio di semi di lino	SI	SI	=	=
Olio di sesamo	=	NO	NO	NO

Alimenti	Gruppo 0	Gruppo A	Gruppo B	Gruppo AB
SPEZIE E DOLCIFICANTI				
Aceto balsamico	NO	NO	=	NO
Aceto di vino	NO	NO	=	NO
Agar agar	=	=	=	=
Alloro	=	=	=	=
Aneto	=	=	=	=
Anice	=	=	=	NO
Basilico	=	=	=	=
Bergamotto	=	=	=	=
Cannella	NO	=	NO	=
Capperi	NO	NO	=	NO
Cerfoglio	=	=	=	=
Chiodi di garofano	=	=	=	=

Alimenti	Gruppo 0	Gruppo A	Gruppo B	Gruppo AB
Cioccolato	=	=	=	=
Coriandolo	=	=	=	=
Cremortartaro	=	=	=	=
Cumino	=	=	=	=
Curcuma	SI	=	=	=
Curry	SI	=	SI	SI
Dragoncello	=	=	=	=
Erba cipollina	=	=	=	=
Fecola	=	=	=	=
Gelatina magra	=	NO	NO	NO
Laminaria	SI	=	=	=
Maggiorana	=	=	=	=

Alimenti	Gruppo 0	Gruppo A	Gruppo B	Gruppo AB
Malto d'orzo	=	SI	NO	=
Melassa	=	SI	=	=
Menta	=	=	=	=
Miele	=	=	=	=
Noce moscata	NO	=	=	=
Paprika	=	=	=	=
Pepe bianco	NO	NO	NO	NO
Pepe di Cayenna	SI	NO	SI	NO
Pepe nero	=	NO	=	NO
Pepe nero macinato	NO	NO	NO	NO
Peperoncino rosso	=	NO	=	NO
Prezzemolo	SI	=	SI	SI

Alimenti	Gruppo 0	Gruppo A	Gruppo B	Gruppo AB
Rafano	=	=	SI	SI
Rosmarino	=	=	=	=
Sale	=	=	=	=
Salvia	=	=	=	=
Santoreggia	=	=	=	=
Sciroppo d'acero	=	=	=	=
Senape	=	=	=	=
Sidro	NO	NO	=	NO
Tapioca	=	=	NO	NO
Timo	=	=	=	=
Vaniglia	NO	=	=	=
Zafferano	=	=	=	=

Alimenti	Gruppo 0	Gruppo A	Gruppo B	Gruppo AB
Zenzero	=	=	=	=
Zucchero bianco	=	=	=	=
Zucchero di canna	=	=	=	=
Zucchero dietetico	=	=	=	=
CONDIMENTI, CONSERVE, SALSE				
Condimenti speziati	NO	=	=	NO
Gelatina di frutta	=	=	=	=
Maionese	=	NO	=	=
Marmellata di frutta	=	=	=	=
Senape	=	=	=	=
Sottaceti	NO	=	=	NO

Alimenti	Gruppo 0	Gruppo A	Gruppo B	Gruppo AB
Verdure in agrodolce	NO	=	=	NO
BEVANDE E SUCCHI				
Acqua di seltz	SI	NO	NO	=
Acqua di soda	SI	NO	NO	=
Bibite a base di cola	NO	NO	NO	NO
Bibite dietetiche	NO	NO	NO	NO
Bibite frizzanti	NO	NO	NO	NO
Birra	=	NO	=	=
Caffè	NO	SI	=	SI
Liquori	NO	NO	NO	NO
Sidro	NO	=	=	=

Alimenti	Gruppo 0	Gruppo A	Gruppo B	Gruppo AB
Succo di ananas	SI	SI	SI	=
Succo d'arancia	NO	NO	NO	NO
Succo di carote	=	SI	=	SI
Succo di papaia	=	NO	SI	SI
Succo di pomodoro	=	NO	NO	NO
Succo di prugne	SI	SI	=	=
Succo d'uva	=	=	SI	SI
Succo di verdura	=	=	=	=
Tè nero	NO	NO	=	NO
Tè verde	=	SI	SI	SI
Vino bianco	=	=	=	=
Vino rosso	=	SI	=	=

Alimenti	Gruppo O	Gruppo A	Gruppo B	Gruppo AB
INFUSI				
Achillea	=	=	=	=
Alfalfa	NO	SI	=	SI
Aloe	NO	SI	NO	NO
Barba di mais	NO	NO	NO	NO
Bardana	NO	SI	=	SI
Betulla	=	=	=	=
Biancospino	=	SI	=	SI
Borsa del pastore	NO	=	NO	NO
Camomilla	=	SI	=	SI
Echinacea	NO	SI	=	SI
Fieno greco	SI	SI	NO	NO
Genziana	NO	=	NO	NO

Alimenti	Gruppo O	Gruppo A	Gruppo B	Gruppo AB
Ginseng	=	SI	SI	SI
Idraste	NO	=	=	=
Luppolo	SI	=	NO	NO
Marrubio	=	=	=	=
Menta piperita	SI	=	SI	=
Menta verde	=	=	=	=
Rabarbaro	NO	NO	NO	NO
Radice di liquirizia	=	=	=	SI
Rosa canina	SI	SI	SI	SI
Salvia	=	=	SI	=
Sambuco	=	=	=	=
Senna	NO	=	NO	NO

Alimenti	Gruppo 0	Gruppo A	Gruppo B	Gruppo AB
Tarassaco	SI	=	=	=
Tiglio	SI	=	NO	NO
Timo	NO	NO	NO	NO
Valeriana	=	SI	=	=
Zenzero	SI	SI	SI	SI

Della stessa collana:

1 Omeopatia dalla A alla Z
2 Fitoterapia dalla A alla Z
3 Malattie da raffreddamento. Prevenzione e trattamento
4 Le malattie dell'infanzia. Prevenzione e trattamento
5 Stress e malattia. Prevenzione e trattamento
6 Oligoterapia dalla A alla Z
7 Gemmoterapia dalla A alla Z
8 Alimentazione, nutriterapia e salute
9 I disturbi della menopausa
10 La prevenzione del cancro. 10 regole d'oro
11 Bellezza e salute secondo natura.
La cura quotidiana del corpo
12 Colesterolo elevato, un nemico invisibile.
Come proteggere cuore e vasi
13 Pressione arteriosa e disturbi circolatori.
La protezione vascolare naturale
14 Aromaterapia dalla A alla Z.
Il benessere con gli oli essenziali
15 Ansia e depressione.
Il benessere interiore con la medicina naturale.
16 I fiori di Bach.
Consapevolezza e riequilibrio delle emozioni
17 I disturbi sessuali.
Piacere sessuale e medicina naturale.
18 I dolori reumatici.
Prevenzione e terapia naturale.